# EMPLOI

DU

# SPÉCULUM LARYNGIEN

DANS LE TRAITEMENT

DE L'ASPHYXIE PAR SUBMERSION, ETC.

PARIS. — IMPRIMERIE DE E. MARTINET, RUE MIGNON, 2

# EMPLOI

## DU

# SPÉCULUM LARYNGIEN

### DANS LE TRAITEMENT

## DE L'ASPHYXIE PAR SUBMERSION, ETC.

PAR

## A. DE LABORDETTE

Chirurgien de l'hôpital de Lisieux, officier de la Légion d'honneur
Officier de l'instruction publique
Lauréat de l'Institut (Académie des Sciences).

---

## DEUXIÈME ÉDITION

AVEC DEUX FIGURES

---

# PARIS

## LIBRAIRIE J.-B. BAILLIÈRE ET FILS

Rue Hautefeuille, 19, près du boulevard Saint-Germain

1875

# EMPLOI

## DU

# SPÉCULUM LARYNGIEN

DANS LE TRAITEMENT

DE L'ASPHYXIE PAR SUBVERSION, ETC.

---

L'instrument que nous avons imaginé et désigné sous le nom de *spéculum laryngien* a été l'objet d'un rapport favorable fait à l'Académie impériale de médecine, par M. le professeur Charles Robin (1), au nom d'une commission dont MM. Trousseau et Gosselin faisaient partie.

Dans ce rapport ont été consignés les faits signalés par nous sur le vivant et sur le cadavre, et dont l'exactitude a été vérifiée non-seulement par les membres de la Commission, mais encore par plusieurs chirurgiens et élèves des hôpitaux.

Voici l'énumération de ces faits :

1° L'instrument, d'une introduction facile, est supporté, sans nausées, par le plus grand nombre des sujets bien portants ou atteints d'angine auxquels on l'applique;

2° Il permet d'examiner aisément l'épiglotte, les replis aryténo-épiglottiques, l'ouverture supérieure du larynx, les portions de l'arrière-gorge placées à ce niveau, et l'état de ces parties, soit directement, soit dans le miroir dont sont munis certains des modèles du *spéculum laryngien;*

(1) Ch. Robin, Rapport (*Bull. de l'Acad. de méd.*, 1865, t. XXX, p. 721.

3° Il facilite par suite l'introduction des instruments destinés à agir sur ces organes, ou à les débarrasser des mucosités, des fausses membranes, etc., qui leur adhèrent;

4° Il rend particulièrement sûr et rapide le cathétérisme
de la trachée, en permettant à l'œil de suivre l'extrémité
de la sonde jusque dans l'orifice supérieur du larynx; il peut
par conséquent être utile à ce point de vue dans l'administration des secours à donner aux noyés et asphyxiés.

L'opinion formulée par la commission de l'Académie impériale de médecine nous encouragea à solliciter de M. le
préfet de police le placement dans les boîtes de secours de
notre *spéculum laryngien*.

Notre demande, soumise au Conseil d'hygiène publique
du département de la Seine, fut renvoyée à M. le professeur
Tardieu, qui proposa de charger M. le docteur Auguste
Voisin, directeur des secours publics, d'instituer des expériences propres à faire connaître la nature des services que
pourrait rendre notre instrument dans les soins à donner
aux noyés et aux asphyxiés.

M. le docteur Auguste Voisin adressa à M. le préfet de
police, le 11 septembre 1865, son rapport, d'où nous
extrayons le passage suivant :

« Je viens d'employer le *spéculum laryngien* de M. de La-
» bordette sur un noyé, berge d'Issy. Le noyé avait les dents
» très-serrées par suite d'un trismus des mâchoires. L'in-
» strument n'a pu être introduit dans la bouche sans l'aide
» préalable d'un levier de buis ; mais une fois introduit, il
» m'a beaucoup facilité la détersion de l'arrière-gorge, et
» m'a paru d'un grand secours pour l'arrivée de l'air dans
» les voies aériennes et pour le rappel à la vie. »

A défaut de noyés sur lesquels il pût renouveler l'application de l'instrument, M. Auguste Voisin l'essaya dans son
service d'épileptiques de Bicêtre. Il résulte de ces essais que,

pendant la première période de l'accès, certains malades ont les dents très-serrées et se trouvent à peu près dans les mêmes conditions que les noyés. Chez eux aussi l'introduction ne peut se faire qu'en s'aidant d'un *levier de buis;* mais, une fois en place, le *spéculum* maintient parfaitement et sans peine la bouche ouverte et la langue abaissée, de façon à permettre la pénétration facile de l'air dans les voies aériennes.

Les faits observés par M. Auguste Voisin, bien qu'ils fussent en petit nombre, parurent assez concluants à M. Tardieu pour que cet éminent observateur se crût autorisé à en conclure que :

« ..... Le *spéculum laryngien* maintient aisément la langue abaissée et les voies respiratoires ouvertes. Cette double condition est tellement importante dans tous les cas où il est nécessaire de ranimer des individus menacés de mort par le fait de la submersion, de la pendaison ou de tout autre genre d'asphyxie, qu'il ne peut y avoir qu'avantage à ajouter ce *spéculum* aux divers instruments qui composent les boîtes de secours. »

Le Conseil d'hygiène publique et de salubrité approuva l'opinion émise par son savant rapporteur, et M. le préfet de police décida, par un arrêté en date du 28 février 1867, que notre *spéculum laryngien* serait adopté pour les boîtes de secours.

Je constate, dans le fait du noyé sauvé par M. Auguste Voisin, la coïncidence d'une violente *contracture* des mâchoires et du *rappel à la vie.* C'est là une particularité très-importante, sur laquelle il convient d'appeler l'attention du lecteur. Parmi les auteurs qui se sont occupés de l'étude de l'asphyxie par submersion, je n'ai trouvé que Beau (1) qui

(1) Beau, *Recherches expérimentales sur la mort par submersion* (*Arch. génér. de méd.*, 1860, 5ᵉ série, t. XVI, p. 76).

se soit préoccupé d'une façon spéciale de la *contracture des mâchoires*.

Il existe, à la vérité, dans les boîtes de secours, un *levier de buis* destiné à desserrer les dents des noyés. On a même imaginé divers instruments propres à faciliter chez eux l'écartement des mâchoires.

Dans l'*Instruction pratique pour le traitement des noyés*, rédigée par Fodéré, nous lisons : « Si la bouche se trouve fermée par la contraction tonique des muscles de la mâchoire inférieure, comme cela arrive quelquefois, on cherchera à l'ouvrir avec une spatule ou le manche de la cuiller conformé en levier : on la maintiendra entr'ouverte par un cône de liége placé entre les dents, ce qui préviendra, d'ailleurs, le serrement convulsif des mâchoires qui se fait parfois au commencement de la révivification, capable de couper la langue si elle se trouve avancée (1). »

Des recommandations du même genre et plus ou moins précises se retrouvent dans les *Instructions* publiées ultérieurement par le Conseil de salubrité du département de la Seine et par les Conseils d'hygiène des départements, etc.

On y insiste, et avec raison, sur les moyens de ranimer les sujets, sur l'emploi de la chaleur, des frictions, de l'insufflation de l'air, des mouvements les plus propres à faire pénétrer l'air dans la poitrine, etc., sur les causes probables de la mort, les accidents, les complications qui accompagnent l'asphyxie; dans aucune on ne s'arrête au fait si important, à mon avis, de la *contracture des mâchoires*.

Je vais rapidement exposer les principaux symptômes regardés comme inséparables de l'asphyxie par submersion, et je les rapprocherai des trois circonstances notées dans le fait observé par M. Auguste Voisin, à savoir, la *constriction*

---

(1) Fodéré, *Dictionnaire des sciences médicales*, t. XXXVI (1819), p. 442, article NOYÉ.

*des mâchoires*, la *nécessité de déterger l'entrée des voies respi-ratoires*, pour y faciliter l'arrivée de l'air, et par suite le *rappel du malade à la vie.*

Lorsqu'un individu tombe dans l'eau, ou bien il reste au fond, ou bien il remonte à la surface par des efforts de natation : que se passe-t-il, dans ces deux cas, du côté des organes de la respiration ? Si le corps reste sous l'eau, le sujet essaye-t-il de respirer ? Plusieurs auteurs l'affirment, et quelques-uns d'entre eux se sont appliqués à donner de cette assertion des preuves expérimentales.

Ainsi Viborg dit : « Les individus qui se noient, lorsqu'ils » ont plongé sous l'eau, conservent pendant plus ou moins » de temps la faculté de contracter la cavité thoracique, et » en aspirant, il remplissent d'eau la trachée, les bronches » et les poumons (1). »

Albert émet la même opinion, et il ajoute qu'on ne voit pas pourquoi un animal qui ne peut vivre que dans un milieu d'air atmosphérique, ne s'efforcerait pas de respirer sous l'eau, puisque rien ne s'oppose à l'exécution du mécanisme de la fonction, l'eau se trouve ainsi entraînée par les efforts de la respiration (2).

Les observations recueillies par cet habile expérimentateur, qui noya un grand nombre d'animaux d'espèces diverses dans de l'eau simple ou colorée, ne laissent aucun doute sur la pénétration, pendant la submersion, d'une portion de ces liquides dans la trachée-artère et les poumons (3).

M. Piorry, dans ses expériences sur la submersion, est arrivé au même résultat (4).

---

(1) Marc, *Nouvelles recherches sur les secours à donner aux asphyxiés et noyés.* Paris, 1835, p. 147.

(2) Marc, *loc. cit.*, p. 148.

(3) Marc, *loc. cit.*, p. 152.

(4) Marc, *loc. cit.*, p. 153.

Enfin, on doit à Blumhardt la connaissance d'un fait du même genre, mais tout à fait exceptionnel. Il s'agit d'un homme, sujet aux attaques d'épilepsie, que l'on trouva mort dans un ruisseau profond de 32 centimètres, la face tournée contre terre; la trachée et les deux grosses bronches contenaient du sable gris' schisteux et des graviers de différentes grosseurs; on en retira même quelques parcelles des vésicules du poumon (1).

Tous les auteurs que nous venons de citer admettent, comme on le voit, la présence d'une certaine quantité d'eau dans les conduits aériens du noyé : toutefois, ils notent ce fait, que la quantité d'eau introduite dans les poumons est moindre quand le sujet n'est pas venu respirer à la surface.

Il y a même des cas, mais ceux-ci forment exception, dans lesquels on ne trouve pas trace de liquide dans les voies aériennes; ces cas constituent la variété d'asphyxie par submersion qualifiée de *nerveuse* ou *sans matière*, due à une syncope produite au moment de la chute dans l'eau, que Desgranges a le premier distinguée de l'asphyxie ordinaire ou *avec matière* (2).

Après avoir disserté longuement sur ce fait de l'introduction de l'eau dans les bronches, les mêmes auteurs passent en revue diverses méthodes ayant pour but de ranimer les sujets noyés ou asphyxiés. Parmi ces méthodes figurent en première ligne l'aspiration et l'insufflation de l'air.

Albert (3) vante l'aspiration, et il cite à l'appui de son opinion les succès obtenus sur des animaux qu'il a noyés. Cet auteur rapporte une quinzaine d'observations d'animaux immergés pendant cinq à dix minutes et ranimés à l'aide de l'aspiration.

(1) Marc, *loc. cit.*, p. 154.
(2) Desgranges, *Mémoire sur le moyen de perfectionner le traitement des noyés*. Lyon, 1790.
(3) Marc, *loc. cit.*, p. 191.

Marc (1) dit que ses expériences ne lui ont pas fourni des résultats aussi brillants que ceux qu'avait obtenus Albert : toutefois, dans quelques cas, l'aspiration s'est montrée évidemment utile, mais il ne peut pas en dire autant de l'insufflation.

Cette dernière méthode a eu aussi ses prosélytes et ses détracteurs. Marc et Leroy (d'Étioles) ont fait des expériences nombreuses tendant à démontrer les dangers de l'insufflation brusque et violente par la bouche.

Tout récemment, M. Marchant a préconisé l'insufflation; mais il la pratique à l'aide d'une sonde introduite par les narines, comme l'avaient conseillé ou fait avant lui Marc (2), Portal, Rigal, etc.

Pour ce qui est de la contracture des mâchoires chez les noyés, M. Marchant n'y attache aucune importance, et, par conséquent, il repousse, dans les termes suivants, les tentatives propres à la surmonter, préalablement à l'administration des secours destinés au rétablissement de la respiration.

« ..... A la *troisième* période de l'asphyxie, toute trace de vie extérieure a disparu, et les auteurs qui en parlent s'accordent tous à comparer à des cadavres les individus parvenus à cette période, et traitent de résurrection le retour à la vie... Toutes les parties du corps, sauf le cœur, sont asphyxiées; les muscles, les agents actifs de la respiration sont indifférents à la contraction comme au relâchement; cet état passif des muscles, dès que la mort sera réelle, sera remplacé par la rigidité cadavérique, qui, d'après Louis et Nysten, a une si grande valeur comme signe certain de la

_______________

(1) Marc, *loc. cit.*, p. 223.

(2) Voici comment s'exprime Marc, relativement à l'insufflation : « ..... des divers procédés pour aspirer ou insuffler l'air, le meilleur est celui où l'on aspire et insuffle par une des narines, en tenant l'autre ainsi que la bouche fermées. » (*Loc. cit.*, p. 220.)

mort : il est alors évident qu'il est inutile de chercher à
ouvrir violemment une bouche qui n'offre aucune résistance,
et le levier de buis qui se trouve dans les boîtes de secours
ne sert à remplir aucune indication (1). »

Les assertions qui terminent le passage qu'on vient de
lire sont en opposition formelle avec les faits observés par
les expérimentateurs les plus autorisés; nous en avons cité
plusieurs dans le cours de ce travail. Nous croyons devoir
y joindre l'opinion exprimée par Beau sur le sujet qui nous
occupe, opinion déduite de ses propres expériences :

« ..... Dans l'état de submersion, dit ce savant et habile
observateur, l'arrêt des mouvements respiratoires dépend
d'une horreur instinctive et irrésistible pour l'aspiration de
l'eau..... l'animal resserre convulsivement sa bouche et ses
narines dans le but d'empêcher la pénétration de l'eau (2). »

Beau raconte, à ce propos, qu'un étudiant en médecine
retiré de l'eau au moment où il allait périr, lui a dit qu'à
l'état de submersion il n'exécutait aucun mouvement respiratoire, dans la crainte d'aspirer de l'eau (3).

Ces divergences d'opinion entre des savants recomman-
dables prouvent que les faits d'expérimentation sont souvent
complexes, et que, dans la submersion en particulier, les
circonstances qui entraînent la mort ne sont pas toujours
identiquement les mêmes.

Beau, dans les expériences qu'il a instituées, a fait cette
remarque importante, que, chez les animaux submergés, il
a trouvé *les lèvres fermées et serrées l'une contre l'autre et la
glotte fermée de manière à fermer le passage de l'air* (p. 68).
— Bien plus, ces mêmes conditions de clôture de la gueule

(1) Marchant, *Asphyxie et insufflation pulmonaire* (*Archives générales
de médecine,* 6° série, t. IX, 1867, p. 530).

(2) Beau, *Recherches expérimentales sur la mort par submersion* (*Archives générales de médecine,* 5° série, t. XVI, 1860, p. 76).

(3) Beau, *loc. cit.,* note de la page 74.

et de la glotte existaient également chez un chien; à la trachée duquel une canule avait été adaptée; bien que cette canule laissât à l'eau un libre accès dans les voies aériennes pendant l'immersion de l'animal, celui-ci s'abstint, après une première inspiration, de tout mouvement respiratoire; alors il n'y eut plus de liquide aspiré, et, à l'autopsie, on ne trouva pas plus d'eau écumeuse dans la partie inférieure des bronches que dans les cas où la submersion avait eu lieu sans introduction préalable dans la trachée d'une canule communiquant librement avec l'extérieur (p. 71).

Au contraire, un chien, opéré de la même manière que le précédent, fut plongé dans l'eau, *à l'exception de la tête, qui était maintenue au-dessus de la surface du liquide :* après une première inspiration suivie de toux et de rejet d'eau et de bulles d'air par la canule, les mouvements respiratoires s'arrêtèrent, puis ils reparurent; l'animal immergé faisait des inspirations et des expirations alternant de la manière la plus régulière et sans toux; à chaque expiration il sortait de la canule des bulles d'air, dont la quantité allait en diminuant de plus en plus à mesure qu'augmentait celle de l'eau aspirée. — Au bout de cinq minutes, l'animal fut sorti de l'eau : « On constata que la trachée et les » bronches étaient littéralement remplies d'eau; l'eau n'é- » tait pas écumeuse; les lèvres et la glotte n'étaient pas » resserrées convulsivement comme elles l'étaient dans les » précédentes expériences (p. 72). »

Beau tire de cette expérience la conclusion que « l'im- » mersion des orifices naturels de la respiration est pour » l'animal un avertissement impératif que la respiration » ne peut servir qu'à faire pénétrer de l'eau dans les voies » aériennes, et que, par conséquent, elle doit être arrêtée » (p. 73). »

Il admet, enfin, comme conséquence de ses expériences que « dans la submersion ordinaire et complète, l'occlusion

» des orifices respiratoires et l'arrêt forcé des mouvements
» de la respiration sont la cause de la mort, et établissent
» une grande analogie entre ce genre de mort et celui qui
» survient dans l'état tétanique (p. 76). »

M. le professeur Tardieu, dans l'analyse raisonnée qu'il a faite des recherches et expériences entreprises en Angleterre par quelques-uns des membres de la Société médico-chirurgicale de Londres, émet, au contraire, l'opinion que, chez les noyés, la mort est la conséquence de l'entrée de l'eau dans les poumons et de la formation de l'écume, au moyen de cette eau, de l'air et des mucosités bronchiques, sous l'influence des violents efforts d'inspiration, pendant les premières minutes de la submersion (p. 325). «... C'est, » dit le savant professeur, la pénétration de l'eau dans les » voies respiratoires et dans les poumons qui est l'élément » essentiel, sinon exclusif, de la mort par submersion, et » qui rend compte de la rapidité avec laquelle elle s'accom- » plit, ainsi que des difficultés excessives que l'on rencontre » à rappeler les noyés à la vie, difficultés que ne présen- » tent au même degré ni la simple privation d'air, ni la » strangulation, ni la pendaison, ni l'asphyxie par la vapeur » du charbon (p. 360) (1). »

Je n'ai pas la prétention de me porter juge entre les opinions contradictoires émises par les hommes éminents dont je viens de citer les travaux. Mais j'avoue que la théorie de Beau me semble répondre plus complétement que l'autre aux faits que j'ai eu occasion d'observer moi-même.

D'ailleurs, les partisans de l'opinion qui fait jouer, dans la mort par submersion, le principal rôle à l'obstruction

_______

(1) Tardieu, *Nouvelle étude médico-légale sur la submersion et la suffocation, etc., à l'occasion des expériences de la Société médico-chirurgicale de Londres* (Ann. d'hyg. publ. et de méd. lég., t. XIX, 2º série, 1863, p. 312).

des voies aériennes par l'eau et le mucus spumeux et san-
guinolent, me paraissent avoir perdu de vue la réfutation
opposée par Goodwyn à Haller, qui partageait cette même
opinion. — Goodwyn introduisit directement par une ouverture faite à la trachée d'un chat, que l'on maintenait
dans la *situation droite*, une quantité d'eau qu'il évalue à
*deux onces* (61$^{gr}$,20). « Aussitôt l'animal éprouva une diffi-
» culté de respirer, et son pouls devint faible. Mais bientôt
» ces symptômes se calmèrent; il vécut plusieurs heures,
» sans souffrir sensiblement; enfin, je l'étranglai, et je
» trouvai *deux onces et demie* (76$^{gr}$,50) d'eau dans ses pou-
» mons. »

La même expérience répétée sur deux autres chats donna
des résultats identiques :

« On peut en conclure, dit Goodwyn, que, quand même
» on introduirait dans les poumons une quantité d'eau plus
» grande que celle qui y a été trouvée dans ces dernières
» expériences, cette quantité ne produirait point encore
» des effets semblables à ceux qui résultent de la submer-
» sion (1). »

Dans les expériences qui me sont personnelles, et dont
on va lire le résumé, je me suis particulièrement attaché à
suivre pas à pas la marche des symptômes asphyxiques, et
à tenir un compte tout spécial de la production de la *contracture des mâchoires*.

Un animal plongé sous l'eau, et qu'on empêche de venir
respirer à la surface, exécute des mouvements d'expiration
qui font monter des bulles d'air à la surface du liquide.
Tout en tenant la bouche fermée, il nage, va au fond, essaye de remonter à la surface; au bout d'une minute environ, les membres cessent de se mouvoir et semblent se

______

(1) Edme Goodwyn, *la Connexion de la vie avec la respiration* (Londres,
1789), traduit par J. N. Hallé (Paris, 1798), p. 17.

contracter; il retombe au fond, essaye de nouveau de na-
ger, entr'ouvre la bouche et la referme tout aussitôt; ses
membres se roidissent, il tombe, pour ne plus se relever,
au bout d'une minute et demie.

Je n'ai pas vu, malgré la plus grande attention, se produire la moindre dilatation de la poitrine.

L'animal, extrait de l'eau dans les circonstances qu'on
vient de faire connaître, présentait une contracture très-
forte des mâchoires; c'est avec peine que je les maintenais
ouvertes à l'aide d'une pince; les membres étaient roides
et les yeux saillants hors des orbites.

En maintenant la bouche ouverte et faisant exécuter des
mouvements simulant ceux qui se produisent dans l'acte
de la respiration, je voyais le sujet renaître à la vie à mesure que l'air pénétrait dans ses poumons.

Cette expérience, répétée sur *douze* animaux de même
âge et de même espèce (*rats*), m'a donné les résultats suivants : *neuf* ont été rappelés à la vie, *trois* sont morts.

En prolongeant le séjour de l'animal sous l'eau pendant
deux ou trois minutes, les membres se détendaient peu à
peu, les mâchoires n'étaient plus serrées. Sur *douze* animaux retirés de l'eau après un séjour de deux à trois minutes, j'ai trouvé les mâchoires non serrées, les membres
non contractés. Après avoir essayé pendant longtemps de
les rappeler à la vie avec les moyens qui m'avaient réussi
chez les précédents, je n'ai pu en ranimer que *trois* et non
sans peine; les *neuf* autres étaient morts (1).

Les animaux morts dans les précédentes expériences,
ayant été abandonnés à l'air ou sous l'eau pendant douze
heures, j'ai constaté que leurs mâchoires et leurs membres
étaient devenus roides. J'exécutai sur eux des tentatives

(1) Ces expériences, qui me sont communes avec M. le docteur Legros,
ont été faites dans le laboratoire de M. le professeur Charles Robin, à
l'École pratique, les 15, 21, 25, 20 et 28 octobre 1867.

pour les ranimer : elles furent vaines. Cette roideur qui suit la mort ne saurait être confondue avec celle qui se produit chez le sujet dont le séjour sous l'eau n'a duré que quelques instants.

Dans ce dernier cas, chez les sujets rappelés à la vie, la roideur était le résultat de la contracture des muscles ; dans l'autre cas, elle était due à la rigidité cadavérique.

La section du bulbe rachidien faisait cesser immédiatement la première espèce de contracture, elle restait sans effet sur la seconde, c'est-à-dire sur la rigidité cadavérique. — Huit animaux, deux rats, deux chiens et quatre lapins offrant, après une courte immersion dans l'eau, une forte contracture des mâchoires, ont été soumis, par M. Legros et par moi, à la section du bulbe, et incontinent la contracture a disparu.

On sait qu'il est possible de s'opposer à l'arrivée de l'air dans les bronches, en contractant les muscles des mâchoires, du pharynx et du voile du palais. A la faveur de cette contraction, nous pouvons à plus forte raison plonger dans l'eau, sans que ce liquide pénètre dans les condutis aériens. Mais ces muscles protecteurs des voies respiratoires peuvent-ils se contracter également en dehors de notre volonté ?

Nous arriverons à une affirmation si nous tenons compte du rôle que jouent les nerfs de la dixième paire dans l'acte respiratoire.

La membrane muqueuse du larynx, de la trachée, des bronches, etc., est parcourue par de nombreuses ramifications du nerf pneumogastrique, nerf exclusivement sensitif. Le spinal, de son côté, préside aux mouvements de la glotte, il anime les muscles du larynx, le tissu contractile de la trachée et des bronches, les constricteurs du pharynx, etc. « Il n'est point, dit M. Longet, dans l'économie » un seul nerf moteur duquel dépendent des mouvements

» aussi directement nécessaires à l'entretien de la vie que
» le sont les mouvements influencés par le spinal. » Frappé
de cette particularité exceptionnelle que présentent les
origines médullaires de ce nerf, dont la longueur est hors
de proportion avec celle des autres paires nerveuses, le
savant physiologiste ajoute : « Convaincu que la nature,
» toujours prévoyante et fidèle au but de conservation qui
» domine dans ses œuvres, a multiplié en proportion de
» l'importance des fonctions les ressources et les moyens
» propres à en assurer le libre et facile exercice, j'ai pensé
» que si le spinal prend des insertions dans une aussi grande
» étendue de l'axe rachidien, c'est pour que son intégrité
» fonctionnelle soit mieux assurée, que la brusque inter-
» ruption de l'influence de ce nerf important soit moins
» facile (1). »

Qu'une cause, qu'un agent quelconque viennent à mena-
cer la fonction respiratoire dans ses conditions physiologiques, le trouble sensitif qu'en éprouve le pneumo-gas-
trique fait entrer immédiatement en action les nerfs
moteurs, le spinal, l'hypoglosse, les laryngés, et tout aussitôt les muscles de la bouche, de l'arrière-gorge et du
larynx, etc., en se contractant, ferment l'accès à tout agent
autre que l'air atmosphérique : et encore faut-il que ce
dernier soit en quantité normale et arrive d'une façon régulière. Nous voyons, en effet, une trop grande quantité
d'air, arrivant trop vite, produire des symptômes analogues
à ceux qui résultent de l'introduction dans les bronches
d'un gaz délétère ou d'un liquide.

Quand on est bien convaincu de la réalité de cette fonction protectrice confiée aux organes qui précèdent les voies
respiratoires, il est facile d'en surveiller l'exercice lorsqu'on

---

(1) Longet, *Anatomie et physiologie du système nerveux de l'homme et
des animaux vertébrés*, t. II, p. 267.

fait respirer le chloroforme, en vue d'une opération chirurgicale; le patient a besoin de faire effort pour vaincre ce qu'on appelle le spasme; sa volonté est parfois impuissante, et lorsqu'il subit déjà l'effet de l'anesthésique, il faut à l'opérateur une vive insistance auprès de lui, pour qu'il continue à entretenir sa respiration en soulevant ses côtes.

Si l'on analyse la sensation que l'on éprouve lorsque l'on tombe à l'eau, on se rappelle que l'on a subi pendant quelque temps une violente étreinte à la gorge. On peut avaler, mais non respirer, et, lorsqu'on sort de l'eau, on conserve encore longtemps un sentiment de gêne et de constriction à la gorge.

Je crois avoir établi que, dans mes expériences sur les animaux, la contracture des mâchoires, loin d'être un signe de mort, annonçait plutôt la persistance de la vie. Voyons si, chez les noyés rappelés à la vie, on a constaté cette contracture des mâchoires. — Indépendamment de mes observations personnelles, je me suis renseigné auprès de plusieurs sauveteurs et de personnes qui avaient secouru et rappelé des noyés à la vie; tous ont été d'accord pour m'affirmer l'existence, chez ces noyés, de la contracture des mâchoires.

Obs. I. — A bord du *Citizen*, baleinier, deux hommes sont retirés de l'eau après y avoir séjourné quelques minutes, leur embarcation ayant été brisée par une baleine; j'ai été obligé de leur desserrer les mâchoires avec une pelle à main et je les ai ensuite ranimés.

Obs. II. — A bord du *Vermont*, baleinier américain, j'ai ranimé un matelot qui avait séjourné quelques minutes sous l'eau et auquel j'ai desserré les dents avec un couteau de pirogue.

Obs. III. — M. Cordier (de Trouville) m'a dit avoir ranimé trois noyés qui, tous trois, avaient les dents serrées.

Obs. IV. — L...., enfant de cinq ans, avait séjourné sous l'eau trois minutes environ ; ses dents étaient très-serrées ; il fut long-temps sans connaissance, et ce n'est qu'après lui avoir ouvert la bouche que son oncle parvint à le ranimer.

Obs. V. — M. le docteur Bidault (d'Evreux), appelé auprès d'un asphyxié, dut lui desserrer les dents avec le manche d'une fourchette en fer, avant de le faire respirer et de le rappeler à la vie.

Obs. VI. — M. le docteur Pottier (de Rouen) a eu occasion de ranimer un noyé ; il avait les mâchoires contractées.

Obs. VII. — M. le Lecœur, président de la Société des sauveteurs rouennais, a eu l'obligeance de s'enquérir auprès d'un grand nombre de sauveteurs, et il m'a dit se souvenir parfaitement, ainsi que ses collègues, que les noyés qu'ils avaient rappelés à la vie avaient tous les dents serrées.

Quand on est en présence d'un noyé, après l'avoir convenablement placé et enveloppé, pour le soustraire à l'influence du froid, et l'avoir débarrassé de tout lien constringent, on doit tout d'abord s'occuper de vaincre l'obstacle qu'oppose à la rentrée de l'air dans les voies aériennes la contracture des mâchoires, et opérer la détersion de la bouche et de l'arrière-gorge. — On procède ensuite à l'administration des autres secours : *insufflation, application extérieure de la chaleur, massages et frictions,* etc.

Un sujet retiré de l'eau et abandonné à lui-même reviendrait-il à la vie, sans qu'on l'excitât et sans qu'on déblayât son arrière-gorge ? La chose n'est pas absolument impossible, et on en trouverait peut-être quelques exemples dans les archives de la science. « Il est certain, dit Fodéré, que » plusieurs personnes noyées doivent leur rappel à la vie à » la simple exposition aux rayons du soleil » (1). Mais il faut tenir compte ici de la *chaleur :* cet agent, quelle qu'en soit l'origine, est, comme on le sait, l'un des plus puissants pour

(1) *Dictionnaire des sciences médicales,* t. XXXVI (1819), art. Noyés, p. 411.

opérer le sauvetage des noyés. D'ailleurs, ce sont là des cas
exceptionnels, d'après lesquels il serait plus qu'imprudent
de régler sa conduite. Je crois même qu'une des causes d'in-
succès dans l'usage des méthodes si simples et si réellement
bonnes de Marshall-Hall et de Sylvester (1), tient à ce que,
en en faisant l'application exclusive et en dehors d'autres
secours, on ne se préoccupe pas assez de la contracture
des mâchoires, qu'il faut se hâter de vaincre afin de permettre à l'air d'arriver par le larynx dans les poumons.
Cette contracture est un indice d'autant plus précieux pour
les sauveteurs, qu'elle est, comme nous l'avons dit, un signe
à peu près certain de la persistance de la vie. J'exprime
cette opinion avec conviction et insistance, me fondant sur
ce que les soins donnés à des naufragés ou à des noyés
par des sauveteurs sont généralement assez rapprochés du
moment de l'accident pour que l'on ne soit pas exposé à
confondre la contracture spasmodique avec la rigidité cadavérique, qui ne se manifeste que longtemps après la mort.
Les soins que réclame l'état de mort apparente d'un noyé
doivent être d'autant plus persévérants que, je le répète,
la persistance de la contracture des mâchoires équivaut
presque à la certitude de les voir couronnés de succès. Si,
par malheur, la mort était réelle, on aurait un signe certain
de l'inefficacité des secours dans le desserrement spontané
des dents et la réouverture de la bouche.


MODE D'EMPLOI DU SPÉCULUM.

L'asphyxie des noyés et des pendus étant occasionnée
par la suspension de la respiration, le but que l'on doit se
proposer, c'est de rétablir au plus vite cette fonction.

_______

(1) Voy. *Ann. d'hyg. pub.*, 2ᵉ *série.* Paris, 1865, t. XXIV, p. 209.

En énumérant quelques-unes des difficultés que l'on a à vaincre, je ferai mieux comprendre le mode d'emploi du spéculum laryngien chez les asphyxiés ou noyés :

1° La bouche est fermée et souvent très-contractée;

2° La langue adhère à la partie postérieure de l'arrière-gorge, cette adhérence est compliquée par la présence d'une plus ou moins grande quantité de mucosités;

3° La bouche est difficilement maintenue ouverte, et l'épiglotte, qui recouvre la partie supérieure du larynx, est soulevée avec peine.

Voici comment le spéculum laryngien peut surmonter ces obstacles : — le corps du sujet est placé sur le dos, un peu tourné sur le côté droit, la tête légèrement élevée.

Après avoir desserré les dents avec le levier en bois, le spéculum, tenu dans la main droite par son manche F, est introduit dans la bouche par l'extrémité arrondie de sa valve postérieure ou supérieure C. On le pousse de façon à ce que cette valve C suive le voile du palais sur lequel sa courbure la fait glisser sans effort et sans qu'elle puisse blesser aucune des parties qu'elle franchit. L'instrument est introduit jusqu'à ce que la charnière D touche à peu près la lèvre supérieure. Quand ce premier temps est exécuté, on attire avec un doigt le manche E de la valve inférieure vers celui que l'on tient. Les deux manches E et F rapprochés sont alors saisis dans la main gauche. On aura soin de bien maintenir l'instrument enfoncé. Sa valve inférieure B arrive à la base de la langue qu'elle déprime de haut en bas et d'arrière en avant, elle ouvre complétement l'arrière-gorge; et l'épiglotte, qui recouvrait le larynx, se trouve élevée : la partie supérieure des voies respiratoires est, par ce seul mouvement, complétement dégagée et en rapport direct avec l'air.

Rien n'empêche alors d'enlever les mucosités avec une baleine munie d'une éponge; une main reste libre à l'opérateur, qui, s'il est médecin, pourra ensuite user de tel instrument qu'il jugera couvenable, sonde ou insufflateur ; mais il est bien entendu qu'un médecin seul doit user de ces moyens.

Si le sujet ne respire pas de suite après l'introduction du spéculum, on maintiendra néanmoins l'instrument en place, tandis que l'on enploiera, pour faire respirer, les mouvements thoraciques usités en pareille circonstance. Je recommande particulièrement la pression exercée par la main posée à plat sur l'épigastre et retirée brusquement. L'effet de cette manœuvre devra être d'autant plus efficace que la partie supérieure du larynx sera devenue plus complétement libre de tout obstacle.

L'application du spéculum laryngien dans les cas d'asphyxie n'exclut aucun des moyens recommandés en pareil cas.

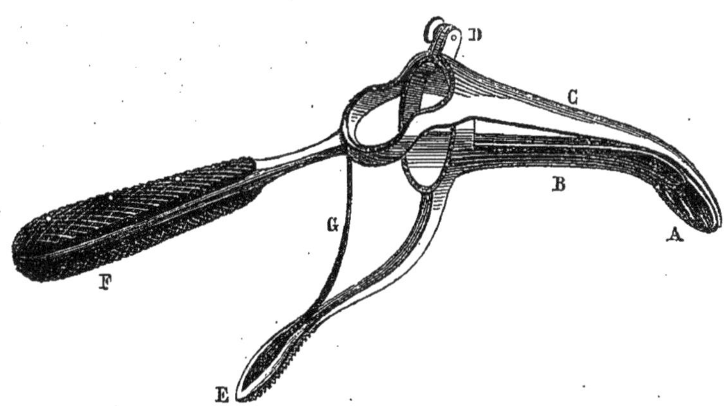


Fig. I. — Spéculum fermé. *A*, miroir ; *B*, valve inférieure ou antérieure ;
*C*, valve supérieure ou postérieure ; *D*, charnière d'articulation ; *E*, manche de la valve inférieure ; *F*, manche de la valve postérieure ; *G*, ressort fermant l'instrument.

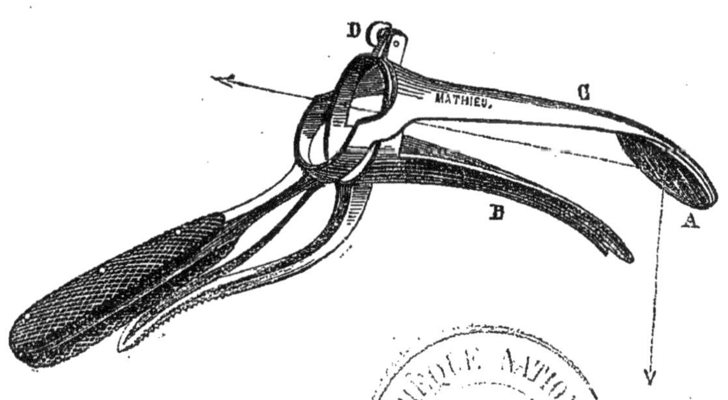


Fig. II. — Spéculum ouvert. *A*, miroir où se réfléchit le larynx ; *B*, valve inférieure maintenant la langue abaissée ; *C*, valve fixe, suivant la courbure du pharynx.

II<sup>e</sup> Série. — N° 1.                                    Octobre 1874.

BULLETIN MENSUEL DES PUBLICATIONS
DE LA
LIBRAIRIE J.-B. BAILLIÈRE ET FILS,
Rue Hautefeuille, 19, près du boulevard St-Germain.

# RECUEIL DES TRAVAUX
## DU COMITÉ CONSULTATIF
# D'HYGIÈNE PUBLIQUE DE FRANCE
### et des Actes officiels de l'Administration sanitaire

PUBLIÉ PAR ORDRE DE M. LE MINISTRE DE L'AGRICULTURE ET DU COMMERCE

Tome I<sup>er</sup>, 1872. 1 vol. in-8 de 452 p. — Prix : 8 fr.

Tome II, 1873, 1 vol. in-8 de 450 p., avec 2 cartes. — Prix : 8 fr.

Tome II, 2<sup>e</sup> partie, 1873, in-8, XII-376 p. et 3 cartes. — 7 fr.

Tome III, 1874, in-8. — 7 fr.

Ce *Recueil* a le caractère d'archives dans lesquelles on peut suivre la marche et les progrès de l'hygiène publique et administrative; il contient des rapports et des mémoires sur toutes les questions afférentes à : 1° services sanitaires extérieurs; 2° conseils d'hygiène et de salubrité des départements; 3° épidémies et endémies; 4° salubrité, police sanitaire ; 5° hygiène industrielle et professionnelle; 6° denrées alimentaires et boissons ; 7° exercice de la médecine et de la pharmacie; 8° eaux minérales ; 9° art vétérinaire, épizooties.

Ce *Recueil* contient en outre les documents officiels, lois, décrets, arrêts, instructions, circulaires, préparés pour la plupart par les études et les délibérations du Comité, et émanant encore de lui d'une façon indirecte.

# DICTIONNAIRE
# D'HYGIÈNE PUBLIQUE ET DE SALUBRITÉ
### OU
### Répertoire de toutes les questions relatives à la santé publique,

CONSIDÉRÉES DANS LEURS RAPPORTS AVEC LES SUBSISTANCES, LES ÉPIDÉMIES, LES PROFESSIONS, LES ÉTABLISSEMENTS ET INSTITUTIONS D'HYGIÈNE ET DE SALUBRITÉ, COMPLÉTÉ PAR LE TEXTE DES LOIS, DÉCRETS, ARRÊTÉS, ORDONNANCES ET INSTRUCTIONS QUI S'Y RATTACHENT,

PAR

## Le docteur Ambr. TARDIEU,

Président du Comité consultatif d'hygiène publique,
Professeur à la Faculté de médecine de Paris, médecin de l'Hôtel-Dieu,
Membre de l'Académie de médecine et du Conseil d'hygiène et de salubrité de la Seine,

**Deuxième édition, considérablement augmentée.**

4 forts volumes grand in-8. — Prix, franco par la poste : 32 fr.

LÉVY. **Traité d'hygiène publique et privée,** par le docteur Michel LÉVY, directeur du Val-de-Grâce, membre de l'Académie de médecine. *Cinquième édition.* Paris, 1869, 2 vol. gr. in-8. Ensemble, 1900 pag. avec fig. 20 fr.

VERNOIS (Max.). **Traité pratique d'hygiène industrielle et administrative,** comprenant l'étude des établissements insalubres, dangereux et incommods, par Maxime VERNOIS, membre de l'Académie de médecine. Paris, 1860, 2 vol. in-8. 16 fr.

ALLIOT. Éléments d'hygiène religieuse et scientifique, par L. ALLIOT. Paris, 1874, in-12 de 185 p. avec fig.    3 fr.

ANNALES D'HYGIÈNE PUBLIQUE ET DE MÉDECINE LÉGALE, par MM. ANDRAL, BÉAUGRAND, BERGERON, BRIERRE DE BOISMONT, CHEVALLIER, DELPECH, DEVERGIE, FONSSAGRIVES, GALLARD, GAULTIER DE CLAUBRY, GUÉRARD, DE PIETRA SANTA, Z. ROUSSIN, Ambr. TARDIEU, VERNOIS, avec une revue des travaux français et étrangers, par MM. O. DU MESNIL et STROHL.

SECONDE SÉRIE commencée avec le cahier de janvier 1854, paraissant régulièrement tous les trois mois par cahiers de 15 feuilles in-8 (240 pages), avec planches gravées.

Prix de l'abonnement annuel, pour Paris :    20 fr.
Pour les départ. : 22 fr. — Pour l'étranger : d'après les conventions postales.

PREMIÈRE SÉRIE, collection complète, 1829 à 1853, 50 vol. in-8, avec figures :    450 fr.

Les dernières années séparément (jusqu'en 1870 inclusivement) ; prix de chacune :    18 fr.

Depuis 1871, chaque année :    20 fr.

TABLES ALPHABÉTIQUES par ordre de matières et par noms d'auteurs des tomes 1 à 50 (1829 à 1853). *Paris*, 1856, in-8 de 136 pages à 2 col. 3 fr. 50

ANGLADA (Ch.). Études sur les maladies éteintes et les maladies nouvelles, pour servir à l'histoire des évolutions séculaires de la pathologie, par CHARLES ANGLADA, professeur de pathologie médicale à la Faculté de Montpellier. *Paris*, 1869, 1 vol. de 700 pages.    8 fr.

— Traité de la contagion, pour servir à l'histoire des maladies contagieuses et des épidémies. *Paris*, 1853, 2 vol. in-8.    12 fr

BARRALLIER. Du typhus épidémique et histoire médicale des épidémies de typhus observées au bagne de Toulon. *Paris*, 1861, in-8, 384 pages. 5 fr.

BERGERET (L. F. E.). Des fraudes dans l'accomplissement des fonctions génératrices, causes, dangers et inconvénients pour les individus, la famille et la société, remèdes. *4e édition. Paris*, 1873, in-18 jésus de 240 p.    2 fr. 50

— De l'abus des boissons alcooliques. Dangers et inconvénients de l'ivrognerie pour les individus, la famille et la société ; moyens d'en modérer les ravages. *Deuxième édition. Paris*, 1870, 1 vol. in-18 jésus de 300 p. 3 fr.

BERGERON (E. J.). Étude sur la géographie et la prophylaxie des teignes. *Paris*, 1865, in-8 de 50 pages, avec 3 planches.    2 fr.

— Rapport sur la répression de l'alcoolisme. *Paris*, 1872, in-8° de 72 p.    2 fr.

BERTRAND. Mémoire sur la topographie médicale du département du Puy-de-Dôme. *Clermont*, 1849, in-8. (3 fr.)    1 fr.

BONNAFONT. De l'acclimatement des Européens, et de l'existence d'une population civile romaine en Algérie. 1871, in-8 de 46 pages.    1 fr. 50

BOUCHUT. Traité des signes de la mort, et des moyens de prévenir les enterrements prématurés. 2e édition. *Paris*, 1874, 1 vol. gr. in-18 avec figures.    4 fr.

— Hygiène de la première enfance, comprenant la naissance, l'allaitement, le sevrage et les soins corporels, le changement de nourrice, les maladies et la mortalité du nouveau-né. *Cinquième édition*, revue et augmentée. *Paris*, 1866, in-18 jésus de VIII-524 pages, avec 49 fig.    4 fr.

BOUDIN. Traité de géographie et de statistique médicales, et des maladies endémiques, comprenant la météorologie et la géologie médicales, les lois statistiques de la population et de la mortalité, la distribution géographique des maladies, la pathologie comparée des races humaines, etc. *Paris*, 1857, 2 vol. in-8 avec 9 cartes et tableaux.    20 fr.

— Études d'hygiène publique sur l'état sanitaire, les maladies et la mortalité des armées en Angleterre et dans les Colonies. *Paris*, 1846, in-8. 3 fr. 50

BOURGEOIS (L. X.). Les passions dans leurs rapports avec la santé et les maladies. *L'amour et le libertinage*, 3e édition, 1870, in-12, 242 pages.    2 fr.

BROCHARD. De la mortalité des nourrissons en France. *Paris*, 1866, in-8, 162 pages.    3 fr.

**BROCHARD.** De l'industrie des nourrices de la ville de Bordeaux, conseils aux jeunes mères. 1867, in-12 de 70 pages. 75 c.

**BUTTURA** (A.). L'hiver dans le Midi, indications climatologiques et médicales et conseils aux malades. *Paris*, 1864, in-8 de 40 pages. 1 fr.

— L'hiver à Cannes, les bains de mer de la Méditerranée, les bains de sable. *Paris*, 1867, in-8 de 92 pages, cartonné. 2 fr.

**CARRIÈRE** (E.). Le climat de l'Italie sous le rapport hygiénique et médical. *Paris*, 1849, in-8. 7 fr. 50

— Le climat de Pau sous le rapport hygiénique et médical. *Paris*, 1870, 1 vol. in-18 jésus de 200 pages. 2 fr.

— Fondements et organisation de la climatologie médicale. *Paris*, 1869, in-8 de 93 pages. 2 fr. 50

**CHASSAIGNE.** De l'équitation considérée au point de vue physiologique, hygiénique et thérapeutique. Paris, 1870, in-8. 2 fr. 50

**CHASSINAT** (R.). De l'allaitement maternel étudié aux points de vue de la mère, de l'enfant, de la famille et de la société. *Paris*, 1868, in-18 de 147 pages. 1 fr. 25

**CHASTANG.** Conférences sur l'hygiène du soldat, appliquée spécialement aux troupes de la marine, par le docteur CHASTANG, médecin-major du 3° régim. d'infant. de marine. 1873, in-8 de 40 pages. 1 fr. 25

**CHEVALLIER** (A). Mémoire sur le chocolat, sa préparation, ses usages, les falsifications qu'on lui fait subir. 1871, in-8 de 40 pages. 1 fr. 25

**COLIN.** La variole au point de vue épidémiologique et prophylactique, par Léon COLIN, médecin principal de l'armée, professeur à l'école d'application de médecine militaire du Val-de-Grâce. Paris, 1873, 1 vol. in-8 de 159 pages avec 3 figures de tracés. 3 fr. 50

**COMBES** (H.). Les paysans français considérés sous le rapport historique, économique, agricole, médical et administratif. *Paris*, 1853, in-8. 7 fr. 50

**COMBES.** De l'éclairage au gaz, étudié au point de vue économique et administratif, spécialement de son action sur le corps de l'homme. 1844, in-18. 2 fr.

**Conseil d'hygiène** et de salubrité du département de la Gironde (Recueil des travaux du) :
Tome II, année 1851-1853. *Bordeaux*, 1853, 1 vol. in-8 de 487 p. 5 fr.
Tome VII, année 1861-1863, *Bordeaux*, 1863, 1 vol. in-8 de 708 p. 7 fr.
Tome VIII, année 1863-1864. *Bordeaux*, 1865, 1 vol. in-8 de 384 p. 4 fr.
Tome X, année 1867. *Bordeaux*, 1868, 1 vol. in-8 de 197 pages. 3 fr.
Tome XI, 1868. *Bordeaux*, 1869, 1 vol. in-8 de 148 pages. 2 fr 50.
Tome XII, 1869. *Bordeaux*, 1870, 1 vol. in-8 de 196 pages. 3 fr.

**Conseil départemental d'hygiène** publique et de salubrité du Bas-Rhin. (Recueil des travaux du), t. I, de 1849 à 1858, 1 vol. in-8, 460 p. 5 fr.

— Tome II, de 1858 à 1865, 1 vol. in-8 de 488 pages. 5 fr.

**CYR** (Jules). Traité de l'alimentation dans ses rapports avec la physiologie, la pathologie et la thérapeutique. *Paris*, 1869, in-8 de 574 pages. 8 fr.

**DALTON.** Physiologie et hygiène des écoles, des collèges et des familles, traduit par ACOSTA. 1870, in-18 jésus de 535 pages, avec 66 figures. 4 fr.

**DELPECH** (A.). Nouvelles recherches sur l'intoxication spéciale que détermine le sulfure de carbone. Paris, 1863, in-8 de 124 pages. 2 fr. 50

— De la ladrerie du porc. *Paris*, 1864, in-8, 108 pages. 2 fr. 50

— Les trichines et la trichinose. *Paris*, 1866, in-8 de 104 pages. 2 fr. 50

— Le scorbut pendant le siége de Paris. *Paris*, 1871, in-8 de 68 p. 2 fr.

**DEPAUTAINE** (L.). Des grandes épidémies et de leur prophylaxie internationale. *Paris*, 1868, in-8 de 69 pages. 4 fr.

**DESAYVRE.** Étude sur les maladies des ouvriers de la manufacture d'armes de Châtellerault. 1856, in-8 de 116 pages. 2 fr. 50

**DESLANDES.** De l'onanisme et des autres abus vénériens. 1 vol. in-8. 7 fr.

**DONNÉ** (Al.). Conseils aux mères sur la manière d'élever les enfants nouveau-nés. *Quatrième édition. Paris*, 1869, in-18 jésus, 332 pages. 3 fr.

**DONNÉ** (AL.). Hygiène des gens du monde. *Paris*, 1870, 1 vol. in-18 jésus de XVI-523 pages.                                                                  4 fr.

TABLE DES MATIÈRES. — A mon éditeur; utilité de l'hygiène; hygiène des saisons; exercice et voyage de santé; eaux minérales; bains de mer; hydrothérapie; la fièvre; hygiène des poumons; hygiène des dents; hygiène de l'estomac; hygiène des yeux; hygiène des femmes nerveuses, la toilette et la mode, ***.

**ÉCOLE DE SALERNE** (L'), traduction en vers français, par Ch. MEAUX SAINT-MARC, précédée d'une introduction par le docteur Ch. DAREMBERG. — *De la sobriété*, conseils pour vivre longtemps, par L. CORNARO. Trad. nouv. *Paris*, 1861, 1 vol. in-18, LXXII-344 pages, avec 5 figures.        3 fr. 50

**FEUCHTERSLEBEN** (E. de). Hygiène de l'âme. *Troisième édition*. *Paris*, 1870, in-12 de 284 pages.                                               2 fr. 50

**FITZ-PATRICK**. Traité des avantages de l'équitation considérée dans ses rapport avec la médecine. *Paris*, 2ᵉ édition, 1838, in-8.          2 fr. 50

**FOISSAC** (P.). La longévité humaine ou l'art de conserver la santé et de prolonger la vie. *Paris*, 1873, 1 vol. gr. in-8 de 267 pages.        7 fr. 50

— De l'influence des climats sur l'homme, et des agents physiques sur le moral. *Paris*, 1867, 2 vol. in-8 de chacun 650 pages.               15 fr.

— Hygiène philosophique de l'âme, 2ᵉ édition, 1863, in-8, 371 p.   7 fr. 50

— De l'influence du moral sur le physique. *Paris*, 1857, in-8.   1 fr. 50

**FONSSAGRIVES** (J. B.). Hygiène et assainissement des villes. *Paris*, 1874, 1 vol. in-8. 568 pages.                                              8 fr.

— Traité d'hygiène navale, ou De l'influence des conditions physiques et morales dans lesquelles l'homme de mer est appelé à vivre, et des moyens de conserver sa santé. *Paris*, 1856, in-8 de 800 p., avec 57 fig.   10 fr.

— Hygiène alimentaire des malades, des convalescents et des valétudinaires. *Deuxième édition*. *Paris*, 1867, in-8 de 628 pages.            8 fr.

Cet ouvrage comprend : I. Éléments du régime. — II. Voies et mode d'alimentation, ordonnance des repas, repas hospitalier. — III. Conditions physiologiques et morbides qui déterminent le régime alimentaire. — IV. Diètes diverses ou régimes exclusifs.

— Thérapeutique de la phthisie pulmonaire, basée sur les indications, ou l'Art de prolonger la vie des phthisiques par les ressources combinées de l'hygiène et de la matière médicale. *Paris*, 1866, in-8, XXXVI-428 pages.      7 fr

**FOVILLE**. Les aliénés; étude pratique sur la législation et l'assistance qui leur sont applicables. 1870, 1 vol. in-8 de XIV-208 pages.          3 fr.

— Moyens pratiques de combattre l'ivrognerie, proposés ou appliqués en France, en Angleterre, en Amérique, en Suède et en Norvége. *Paris*, 1872, in-8 de 156 p.                                                     3 fr.

**FRÉGIER**. Des classes dangereuses de la population dans les grandes villes, et des moyens de les rendre meilleures. 2 vol. in-8.              14 fr.

**GAFFARD** (Aug.). Du tabac, son histoire, ses propriétés, son usage. 1 vol. in-18 de 184 pages avec trois planches hors texte.                   1 fr.

**GAUTIER** (A.). Étude des eaux potables. *Paris*, 1862, in-8 de 248 p. 3 fr. 50

**GIGOT-SUARD** (L.). Des climats sous le rapport hygiénique et médical. Guide pratique dans les régions du globe les plus propices à la guérison des maladies chroniques : France, Suisse, Italie, Algérie, Égypte, Espagne, Portugal. In-18 jésus, XXI-607 pages, avec 1 pl. lith.                5 fr.

**GINTRAC** (E.). Mémoire sur l'influence de l'hérédité sur la production de la surexcitation nerveuse, sur les maladies qui en résultent, et des moyens de les guérir. *Paris*, 1845, in-4 de 189 pages.                  3 fr. 50

**GRIESINGER** (W.). Traité des maladies infectieuses, maladies des marais, fièvre jaune, maladies typhoïdes (fièvre pétéchiale ou typhus des armées, fièvre typhoïde, fièvre récurrente ou à rechutes, typhoïde bilieuse, peste), choléra, par W. GRIESINGER, professeur à la Faculté de médecine de l'Université de Berlin, traduit et annoté par G. LEMATTRE. *Paris*, 1868, 1 vol. in-8 de 650 pages.                                                    8 fr.

**GUÉRARD** (A.). Mémoire sur la gélatine et les tissus organiques d'origine animale qui peuvent servir à la préparer. 1871, in-8 de 118 p.   2 fr. 50

**GUERRY** (A. M.). Statistique morale de l'Angleterre comparée avec la statistique morale de la France, d'après les comptes de l'administration de la justice criminelle en Angleterre et en France, les comptes de la police de Londres, de Liverpool, de Manchester, etc., les procès-verbaux de la cour criminelle centrale et divers autres documents administratifs et judiciaires. *Paris,* 1864, in-folio, 66 pages avec 17 planches imprimées en couleur. 100 fr.

GUINIER. Ébauche d'un plan de météorologie médicale. 1857, in-8. 2 fr. 50

GYOUX (Ph.). Education de l'enfant au point de vue physique et moral, depuis sa naissance jusqu'à l'achèvement de sa première dentition. *Paris,* 1870, 1 vol. in-12 jésus de 324 pages. 3 fr.

HAUSSMANN (N. V.). Des subsistances de la France; du blutage et du rendement des farines, et de la composition du pain de munition. *Paris,* 1848, in-8 de 76 pages (2 fr.). 75 c.

HERPIN (J. Ch.), de Metz. De l'acide carbonique, de ses propriétés physiques, chimiques et physiologiques ; de ses applications thérapeutiques. *Paris,* 1864, in-12 de XIII-564 pages. 6 fr.

— Du raisin et de ses applications thérapeutiques, Études sur la médication par les raisins connue sous le nom de cure aux raisins ou Ampélothérapie. *Paris,* 1865, in-18 jésus de 364 pages. 3 fr. 50

— Études sur la Réforme et les systèmes pénitentiaires considérés au point de vue moral, social et médical. *Paris,* 1868, 1 v. in-18 de 262 p. 3 fr.

HUETTE. Les eaux dans l'arrondissement de Montargis. Étude d'hygiène publique et de géographie médicale. *Paris,* 1871, in-8 de III-81 pages. 2 fr.

HUFELAND (W.). L'art de prolonger la vie, ou la macrobiotique. Nouvelle édition française augmentée de notes, par J. Pellagot. *Paris,* 1871, 1 vol. in-18 jésus de 660 pages. 4 fr.

HUSSON. Discours sur la mortalité des jeunes enfants. 1866, in-8 de 28 p. 1 fr.

JAQUEMET. Des hôpitaux et des hospices, des conditions que doivent présenter ces établissements au point de vue de l'hygiène et des intérêts des populations. *Paris,* 1866, 1 v. in-8 de 184 p. avec figures. 3 fr. 50

— De l'entraînement chez l'homme au point de vue physiologique, prophylactique et curatif. In-8 de 118 pages. 2 fr. 50

JEANNEL (J.). De la prostitution dans les grandes villes au dix-neuvième siècle et de l'extinction des maladies vénériennes; questions générales d'hygiène, de moralité publique et de légalité, mesures prophylactiques internationales, réformes à opérer dans le service sanitaire, discussion des règlements exécutés dans les principales villes de l'Europe; ouvrage précédé de documents relatifs à la prostitution dans l'antiquité, par le docteur J. JEANNEL, médecin en chef du Dispensaire. 2e édition. refondue et complétée par des documents nouveaux. *Paris,* 1874, in-18 de 647 pages. 5 fr.

JOLLY. L'absinthe et le tabac. *Paris,* 1871, in-8 de 20 pages. 75 c.

LEE (Edwin). Nice et son climat. *Paris,* 1867, in-18 jésus. 2 fr. 50

LEFÈVRE (A.). Recherches sur les causes de la colique sèche observée sur les navires de guerre français, particulièrement dans les régions équatoriales, et sur les moyens d'en prévenir le développement. *Paris,* 1859, in-8 de 312 pages. 4 fr. 50

— Nouveaux documents concernant l'étiologie saturnine de la colique sèche des pays chauds. *Paris,* 1864, in-8 de 62 pages. 1 fr. 25

LEGRAND. Sur l'eau de Seltz et la fabrication des boissons gazeuses. Aperçu historique, physiologique et médical. *Paris,* 1861, in-18 de 108 p. 75 c.

LÉVY (Michel). Traité d'hygiène publique et privée. *Cinquième édition,* considérablement augmentée. *Paris,* 1869, 2 forts vol. in-8. 20 fr.

LOMBARD. Les climats de montagnes considérés au point de vue médical, par le docteur H. C. LOMBARD. *Troisième édition.* 1 vol. in-18 de 232 p. 2 fr.

LUCAS (P. R.). Traité philosophique et physiologique de l'hérédité naturelle dans les états de santé et de maladie du système nerveux, avec l'application méthodique des lois de la procréation au traitement général des affections dont elle est le principe. Ouvrage où la question est considérée dans ses rapports avec les lois primordiales, les théories de la génération, les causes déterminantes de la sexualité, les modifications acquises de la nature originelle des êtres, et les diverses formes de névropathie et d'aliénation mentale. *Paris*, 1847-1850, 2 forts vol. in-8.          16 fr.

MAGNE (A.). Hygiène de la vue. 4e édit. revue et augmentée. *Paris*, 1886, in-12 de 320 p. avec figures.          3 fr.

MAHÉ. Manuel pratique d'hygiène navale ou des moyens de conserver la santé des gens de mer, à l'usage des officiers mariniers et marins des équipages de la flotte, par le docteur J. MAHÉ, professeur à l'École de médecine navale de Brest, 1874, in-18, avec figures.          3 fr. 50

MARCHAL (de Calvi). Des épidémies. *Paris*, 1852, 1 vol. in-8.          3 fr.

MARCHANT (E.). De l'influence comparative du régime végétal et du régime animal sur le physique et le moral de l'homme. *Paris*, 1849, in 8. 5 fr.

MARCHANT (L.). Etudes sur les maladies épidémiques. *Seconde édition*. *Paris*, 1861, in-18.          1 fr.

MARMY et QUESNOY. Hygiène des grandes villes, topographie et statistique médicales du département du Rhône et de la ville de Lyon, par MM. J. MARMY et M. Ferdinand QUESNOY. *Paris*, 1866, in-8 de 594 p. 7 fr.

MARVAUD (Angel). L'alcool, son action physiologique, son utilité et ses applications en hygiène et en thérapeutique. *Paris*, 1872, grand in-8 de 160 pages avec 25 planches lithographiées.          4 fr.

— Les aliments d'épargne, alcool et boissons aromatiques (café, thé, maté, cacao, coca), effets physiologiques, applications à l'hygiène et à la thérapeutique, étude précédée de considérations sur l'alimentation et le régime. *Deuxième édition*. considérablement augmentée, avec planches intercalées dans le texte, 1874, in-8.          6 fr.

MAYER (Alex.). Des rapports conjugaux, considérés sous le triple point de vue de la population, de la santé et de la morale publique. *Sixième édition*, *Paris*, 1874, 1 vol. in-18 de 422 pages.          3 fr.

MÊLIER (F.). Mémoire sur les marais salants. *Paris*, 1847, in-4 de 96 pages, avec 4 planches gravées.          5 fr.

— De la santé des ouvriers employés dans les manufactures de tabac. *Paris*, 1846, in-4 de 45 pages.          2 fr.

MENVILLE. Histoire philosophique et médicale de la femme considérée dans toutes les époques principales de la vie, avec ses diverses fonctions, avec les changements qui surviennent dans son physique et son moral, avec l'hygiène applicable à son sexe, et toutes les maladies qui peuvent l'atteindre aux différents âges. *Seconde édition*. *Paris*, 1858, 3 volumes in-8 de 600 pages chacun. *Au lieu de 24 fr.*          10 fr.

MITCHELL. Alger, son climat et sa valeur curative principalement au point de vue de la phthisie, trad. de l'anglais, par le Dr BERTHERAND, 1857, in-8. 2 fr. 50

MONOT (C.). De l'industrie des nourrices et de la mortalité des petits enfants. *Paris*, 1867, in-8 de 160 pages.          3 fr.

— De la mortalité excessive des enfants pendant la première année de leur existence, ses causes, et des moyens de la restreindre. *Paris*, 1872, in-8, 62 p. 1 fr. 50

MORACHE. Traité d'hygiène militaire, par G. MORACHE, professeur agrégé à l'École de médecine militaire du Val-de-Grâce. 1874, 1 vol. in-8 de 1000 pages, avec 180 figures intercalées dans le texte.          16 fr.

MOTARD. Traité d'hygiène générale. *Paris*, 1868, 2 vol. in-8, avec fig. 16 fr.

NIVET. Études sur le goître épidémique, par V. NIVET, médecin de l'Hôtel-Dieu de Clermont-Ferrand. 1873, in-8 de 100 pages.          2 fr. 50

PARENT-DUCHATELET. De la Prostitution dans la ville de Paris, considérée sous les rapports de l'hygiène publique, de la morale et de l'administration, ouvrage appuyé de documents statistiques puisés dans les archives de la Préfecture de police. *Troisième édition*, complétée par des documents nouveaux et des notes, par MM. TREBUCHET et POIRAT-DUVAL, chefs de bureau à la Préfecture de police ; suivie d'un Précis statistique. hygiénique et administratif sur la Prostitution dans les principales villes de l'Europe. *Paris*, 1857, 2 vol. in-8, avec cartes et tableaux.          18 fr.

Le *Précis hygiénique, statistique et administratif sur la Prostitution dans les principales villes de l'Europe* comprend pour la FRANCE: Bordeaux, Brest, Lyon, Marseille,

Nantes, Strasbourg, l'Algérie ; pour l'ÉTRANGER : l'Angleterre et l'Écosse, Berlin, Berne; Bruxelles, Christiania, Copenhague, l'Espagne, Hambourg, la Hollande, Rome, Turin.

**PATISSIER.** Traité des maladies des artisans et de celles qui résultent des diverses professions, d'après Ramazzini. *Paris*, 1822, in-8.　　7 fr.

**PEIN.** Essai sur l'hygiène des champs de bataille, par Théophile PEIN. *Paris*, 1873, in-8 de 80 pages.　　2 fr.

**PIESSE** (S.). Des odeurs, des parfums et des cosmétiques ; histoire naturelle, composition chimique, préparations, recettes, industrie, effets physiologiques et hygiène des poudres, vinaigres, dentifrices, pommades, fards, savons, eaux aromatiques, essences, infusions, teintures, alcoolats, sachets, etc. Édition française publiée avec le concours de l'auteur, par O. REVEIL. *Paris*, 1865, in-18 jésus, 528 pages, avec 86 fig.　　7 fr.

**PIETRA-SANTA** (P. de). Essai de climatologie théorique et pratique. *Paris*, 1865, in-8, 370 pages avec 47 figures.　　7 fr.

— Les climats du midi de la France, mission scientifique ayant pour objet d'étudier leur influence sur les affections chroniques de la poitrine, *Paris*, 1862, in-12, 62 pages.　　1 fr. 25

— Second Rapport. La Corse et la station d'Ajaccio. Paris, 1864, 1 vol. in-8 de 256 pages.　　4 fr. 50

**PRUS** (R.). Rapport sur la Peste et les Quarantaines. *Paris*, 1846, 1 vol. in-8 de 1050 pages　　2 fr. 50.

**QUÉTELET** (Ad.). Météorologie de la Belgique, comparée à celle du globe, par Ad. QUÉTELET, directeur de l'Observatoire royal de Bruxelles, etc. 1867, 1 vol. in-8 de 505 pages.　　10 fr.

— Anthropométrie ou mesure des différentes facultés de l'homme. 1871, grand in-8 de 480 pages, avec 2 planches.　　12 fr.

**RACLE.** De l'alcoolisme. *Paris*, 1860, in-8 de 122 pages.　　2 fr. 50

**REVEILLÉ-PARISE.** Traité de la vieillesse, hygiénique, médical et philosophique, ou Recherches sur l'état physiologique, les facultés morales, les maladies de l'âge avancé, et sur les moyens les plus sûrs, les mieux expérimentés, de soutenir et prolonger l'activité vitale à cette époque de l'existence. *Paris*, 1853, 1 vol. in-8 de 500 pages.　　7 fr.

— Études de l'homme dans l'état de santé et dans l'état de maladie. *Paris*, 1845, 2 vol. in-8.　　15 fr.

— Mémoires sur l'existence et la cause organique du tempérament mélancolique, in-8.　　1 fr. 25

— De l'assistance publique et médicale dans la campagne. 1850, in-8. 75 c.

**RIBES.** Traité d'hygiène thérapeutique, ou Application des moyens de l'hygiène au traitement des maladies. *Paris*, 1860, 1 fort vol. in-8.　　10 fr.

**RIDER** (C.). Étude médicale sur l'équitation. *Paris*, 1870, in-8, 36 p. 1 fr. 50

**ROCHARD.** Étude synthétique sur les maladies endémiques, par le docteur J. ROCHARD, directeur du service de la marine au port de Brest. *Paris*, 1871, in-8 de 88 pages.　　2 fr.

— De l'influence de la navigation et des pays chauds sur la marche de la phthisie pulmonaire. *Paris*, 1846, in 4, 194 pages.　　4 fr.

**ROUBAUD.** Traité de l'impuissance et de la stérilité chez l'homme et chez la femme, comprenant l'exposition des moyens recommandés pour y remédier. *Deuxième édition. Paris*, 1872, 1 vol. in-8.　　8 fr.

**ROUSSEL** (Théophile). Traité de la pellagre et des pseudo-pellagres. Ouvrage couronné par l'Institut. *Paris*, 1866, in-8, xvi-656 pages.　　10 fr.

**ROYER-COLLARD** (H.). Des tempéraments considérés dans leurs rapports avec la santé. *Paris*, 1843, in-4, 34 pages.　　1 fr. 50

— Organoplastie hygiénique, ou Essai d'hygiène comparée. *Paris*, 1843, in-4 de 23 pages.　　1 fr. 25

**SAINTE-MARIE.** De l'huître, et de son usage comme aliment et comme remède. *Lyon*, 1827, in-8.　　1 fr. 50

**SAUREL** (L. J.). Essai sur la climatologie de Montevideo et de la république orientale de l'Uruguay. *Montpellier*, 1851, in-8 de 164 pages.　　2 fr. 50

**SCHATZ.** Étude sur les hôpitaux sous tentes, par le docteur J. Schatz, ex-chirurgien des armées des États-Unis d'Amérique. *Paris*, 1871, in-8 de 70 pages avec figures.                                                        2 fr. 50

**SEELIGMANN.** Considérations nouvelles sur le bain turc. 1869, in-8.     1 fr.

**SEGOND (L. A.).** De l'action comparative du régime animal et du régime végétal sur la constitution physique et sur le moral de l'homme. *Paris*, 1850, in-4 de 72 pages.                                                    2 fr. 50

**SÉGUIN (Ed.).** Traitement moral, hygiène et éducation des idiots et des autres enfants arriérés ou retardés dans leur développement, agités de mouvements involontaires, débiles, muets, non sourds, bègues, etc. *Paris*, 1846, 1 vol. in-12 de 750 pages.                                         6 fr.

**SIMON (Max).** Hygiène du corps et de l'âme, ou Conseils sur la direction physique et morale de la vie. *Paris*, 1853, in-12 de 130 pages.     1 fr.

**STORMONT.** Essai sur la topographie médicale de la côte occidentale d'Afrique, et particulièrement sur celle de la colonie de Sierra-Leone, *Paris*, 1822, in-4. (2 fr.)                                              50 c.

**TARDIEU (Ambr.).** Études hygiéniques sur la profession de mouleur en cuivre. *Paris*, 1855, in-12.                                          1 fr. 25

**TERME** et **MONFALCON.** Histoire des Enfants trouvés. *Paris*, 1840, 1 vol. in-8.                                                               7 fr.

**THELMIER.** Des accidents dans les laboratoires de chimie. *Paris*, 1866, in-8, 150 pages.                                                      2 fr.

**TRIPIER (A.).** Assainissement des théâtres, ventilation, éclairage, chauffage. *Paris*, 1864, in-8 de 36 pages.                              1 fr. 50

**THANNBERGER.** Guide des administrateurs et agents des hôpitaux et des hospices, ou Recueil analytique et méthodique des lois, décrets, ordonnances, instructions, etc., concernant l'organisation matérielle, administrative et financière des hôpitaux et hospices. *Paris*, 1855, in-8.     3 fr.

**VERNAY.** Alliance de l'hygiène et de la pédagogie en médecine et en éducation. *Lyon*, 1863, in-8 de 40 pages.                              1 fr.

**VERNOIS.** Traité pratique d'hygiène industrielle et administrative, comprenant l'étude des établissements insalubres, dangereux et incommodes par le docteur Maxime Vernois, membre de l'Académie de médecine, *Paris*, 1860, 2 forts volumes in-8 de chacun 700 pages.             16 fr.

— Prophylaxie administrative de la rage. 1863, in-8 de 65 pages. 1 fr. 50

— De la main des ouvriers et des artisans, au point de vue de l'hygiène et de la médecine légale. *Paris*, 1862, in-8 avec 4 pl. coloriées.     3 fr. 50

— Revue des travaux des Conseils d'hygiène publique et de salubrité de l'Empire. *Paris*, 1861, in-8 de 18 pages.                             1 fr.

— Mémoire sur les accidents produits par l'emploi des verts arsenicaux, chez les ouvriers fleuristes en général et chez les apprêteurs d'étoffes pour fleurs artificielles en particulier. *Paris*, 1859, in-8 avec 1 planche chromo-lithographiée.                                                        1 fr. 50

— Etat hygiénique des lycées de l'Empire. Paris, 1868, in-8.     2 fr. 50

— Codex hygiénique des lycées et collèges de l'Empire. *Paris*, 1870, in-8. 1 fr.

**VERNOIS** et **BECQUEREL.** Nouvelles recherches sur la composition du lait chez la vache, la chèvre, la jument, la brebis, *Paris*, 1857, in-8.     1 fr.

**VERNOIS** et **GRASSI.** Notes sur le nouvel appareil de ventilation et de chauffage établi à l'hôpital Necker. *Paris*, 1859, in-8.            1 fr. 25

**VILLERME (L. R.).** Mémoire sur la mortalité en France dans la classe aisée et dans la classe indigente. *Paris*, 1828, in-4 de 47 pages.     1 fr. 50

**VOISIN.** Le service des secours publics à Paris et à l'étranger, par Auguste Voisin, médecin directeur du service des secours publics de la ville de Paris, médecin de l'hospice de la Salpêtrière. Paris, 1873, In-8 de 54 pages.                                                              1 fr. 50

**WURTZ (C. A.).** Sur l'insalubrité des résidus provenant des distilleries, et sur les moyens proposés pour y remédier. *Paris*, 1850, in-8 de 30 p. 1 fr. 25

www.ingramcontent.com/pod-product-compliance
Ingram Content Group UK Ltd.
Pitfield, Milton Keynes, MK11 3LW, UK
UKHW020134080726
13614UKWH00005B/2235